Te $\overline{91}$
62

Te $\frac{91}{62}$

CONSIDÉRATIONS PRATIQUES

SUR

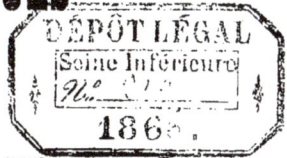
LES HERNIES

AYANT POUR BUT DE FOURNIR A CHACUN

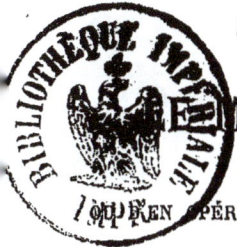

LE MOYEN DE LES PRÉVENIR,

OU D'EN OPÉRER SOI-MÊME LA GUÉRISON EN S'Y PRENANT A TEMPS,

Par R. BIONDETTI,

Bandagiste-Herniaire, honoré de diverses récompenses, dont quatre médailles d'honneur,

Ex-Fournisseur des Hospices d'Amsterdam, d'Anvers et de Malines, etc.

———

Prix : 1 fr. 50 c.

———

ROUEN.

CHEZ L'AUTEUR, RUE IMPÉRIALE, 82.

—

1866.

Hâte-toi :

Empêche que le fer justement rigoureux,
N'ouvre à travers ton sein un chemin douloureux.

Nota. — Le seul moyen, c'est l'emploi des Bandages (*Voir la couverture*).

AVANT-PROPOS.

*Le praticien qui se consacre à la cure des maladies dont il est ici question, ne peut qu'être péniblement affecté, quand il considère le grand nombre de cas où ceux qui en sont atteints n'ont recours à l'*Art *que lorsque le mal est parvenu à un tel degré d'intensité, c'est-à-dire a fait tant de progrès dans la désorganisation de l'économie animale, que tous les secours sont insuffisants. Nous parlons, bien entendu, de l'art de guérir les* Hernies *par l'emploi des* Bandages, *dont l'efficacité est si généralement et si exclusivement reconnue, qu'on peut regarder, à juste titre, comme désespérée toute maladie de ce genre qui ne saurait y trouver son remède. Et, en effet, dans cette extrémité, quelle ressource reste-t-il ? La seule, c'est de recourir à ces terribles opérations chirurgicales dont le succès est si rare, et qui sont accompagnées de douleurs si aiguës, que la plupart des malades leur préfèrent une mort certaine ; et l'on ne saurait les en blâmer, si l'on a une juste idée de ces opérations, dont nous n'avons pas besoin de présenter ici l'effrayant tableau, pour déplorer l'incurie ou l'ignorance des victimes, qui, plus éclairées ou moins négligentes, eussent pu facilement prévenir le mal, ou en empêcher le développement dans son origine, et en opérer la guérison radicale.*

Dans cette partie de l'art de guérir, aussi bien et peut-être plus justement que partout ailleurs, on doit faire l'application de ce précepte de la Médecine : « *Qu'il faut empêcher le mal dans sa source, parce que, si on* « *le laisse croître et s'invétérer, il devient incurable.* »

Ces affections morbides sont bien plus dangereuses et bien plus communes qu'on ne se l'imagine vulgairement, et personne ne peut se flatter d'être à l'abri de leurs atteintes.

N'y a-t-il pas lieu de s'étonner que les hommes de la science ou de l'art, qui ne sauraient méconnaître les ravages qu'exercent ces maladies dans toutes les classes de la société, et qui en connaissent les causes, lesquelles ne sont autres que celles que nous venons d'exposer, n'aient pas cherché à en arrêter les progrès? Rien ne leur eût été pourtant plus facile : ils n'auraient eu qu'à consigner une partie de leur expérience dans quelques lignes mises à la portée de tout le monde et livrées à la publicité, ayant soin principalement d'insister sur la nécessité d'arrêter le mal dans son principe, et de faire observer que c'est s'exposer à un danger imminent, c'est-à-dire à une mort inévitable, que de le négliger et de l'abandonner à la nature. Pour faire apprécier toute l'étendue du bienfait qui résulterait d'une pareille instruction ainsi répandue, il nous suffit de faire le raisonnement suivant, qui résume en deux mots tout ce qui précède :

Si c'est un fait hors de doute qu'il n'y a de Hernies incurables que celles qui ont été négligées, il s'en suit nécessairement qu'on peut guérir toutes sortes de Hernies s'y l'on s'y prend à temps ; et c'est là un autre fait également fondé sur l'expérience, qui constate, en outre, que la guérison s'opère ainsi sans la moindre difficulté.

Or, ces deux faits incontestables étant portés à la connaissance de tout le monde, quel est l'intéressé qui oserait encourir le danger qu'on aurait mis ainsi sous ses yeux? Cela étant, il n'y aurait donc plus ni ravage, ni désolation causés par ces maladies, puisqu'il n'y aurait pas même un seul cas de mort.

L'on voit de quelle importance est la lacune que nous venons de signaler, et combien est urgent le besoin d'y mettre un terme.

Tel est le but que nous nous sommes proposé, croyant en cela remplir non-seulement un devoir d'humanité, mais même un précepte de la charité évangélique.

CONSIDÉRATIONS PRATIQUES

SUR LES HERNIES.

❧⟡❧

SOMMAIRE.

§ I.

Notions générales des Hernies.

Avant de songer à guérir une maladie, il faut la connaître. Dans cette
recherche, comme dans tout art, toute science, il se présente deux
méthodes, dont nous croyons devoir dire un mot en passant : L'*Analyse* et
la *Synthèse*. Elles puisent l'une et l'autre leurs règles invariables dans cette
partie de la philosophie qu'on appelle Logique, qui est la clef et le fondement de toutes les connaissances humaines. Ces deux méthodes ne sont
pas, comme quelques auteurs l'ont prétendu, ennemies l'une de l'autre ;
elles se prêtent, au contraire, un secours mutuel, et il serait difficile, dans
un discours d'une certaine étendue, de n'employer exclusivement que l'une
des deux. Néanmoins, leurs procédés sont bien différents ; elles parcourent,
il est vrai, le même chemin, mais leur point de départ est opposé : l'une
commence où l'autre finit. L'analyse étudie d'abord les faits et va du composé au général ; à force de multiplier les observations et les expériences,
elle les élève jusqu'aux principes.

La synthèse, au rebours, descend du général au particulier, des principes aux objets les plus composés. Dans l'un comme dans l'autre cas,
l'essentiel est de faire voir que les faits sont renfermés dans les principes

et de ne rien affirmer qui ne soit clairement démontré : c'est en cela que consiste la science.

L'on voit que l'une est plus propre à faire parvenir à la découverte de l'inconnu, et l'autre à la démontrer. Mais, en fait de connaissances physiques ou naturelles, il n'y a ni science, ni art où l'une, comme l'autre, ne joue un rôle nécessaire, et où toutes les deux ne soient employées successivement. Ce sont deux sœurs jumelles, qu'on ne doit pas chercher à séparer, parce qu'elles ne peuvent marcher l'une sans l'autre. Elles sont toutes deux, comme nous l'avons déjà dit au commencement de cet article, filles de la Logique. Qu'on vante tant qu'on voudra le flambeau de la méthode analytique et les progrès que lui doivent la physique, la chimie et toutes les parties de la médecine, on ne saurait exagérer ses bienfaits. Mais la méthode synthétique a aussi son flambeau : *les définitions et les classifications*, qui lui sont propres, et sans lesquelles il ne peut y avoir que confusion dans un art, une science quelconque. On a, il est vrai, reproché à juste titre aux savants ou amateurs de la science, d'avoir trop exclusivement fait usage de la synthèse, et de s'être trop longtemps payés de mots, d'idées générales, au lieu de descendre jusqu'aux objets individuels pour en étudier toutes les propriétés au moyen du scalpel de l'analyse ; mais c'est la faute des savants et non celle de la méthode, qui n'a rien à perdre pour cela de son importance. Ce que nous venons de dire recevra un nouvel éclaircissement de l'application que nous allons en faire au sujet qui nous occupe, et que nous devons commencer par *définir.*

Nous ignorons l'étymologie du mot *Hernie*, mais il nous suffit de savoir qu'il est synonyme du mot grec *kêle*, qui signifie tumeur, et que nos auteurs font entrer dans la composition de presque tous les mots qui servent à nommer toutes les diverses *espèces* de hernies, lesquelles appartiennent toutes à la grande classe des lésions physiques, puisque tout ce qu'on peut dire de ces dernières leur est applicable.

La définition des *Hernies* la plus généralement acceptée est celle-ci : *Tumeur causée par le déplacement des parties molles.* Cette tumeur est ordinairement saillante et apercevable à l'extérieur, mais elle peut être aussi cachée et non apparente ; elle est toujours causée par le déplacement du viscère qui la forme, et qui est poussé hors de la cavité qui le contient par une force quelconque.

On a longtemps désigné les Hernies sous le nom de *Ruptures*, de *Descentes*, mais ces deux dénominations sont inexactes ; la première, parce qu'elle est fondée sur une erreur, comme nous le verrons ; la seconde, parce qu'elle ne convient pas à toutes les espèces de *Hernies*, à celles, par exemple, qui s'élèvent des parties inférieures vers les supérieures, et passent à travers le diaphragme de l'estomac ; mais cette dernière espèce n'est pas de notre ressort. Nous devons nous borner à celles qui ont leur siége dans l'abdomen ou ventre, mots synonymes, et qui, pour cette raison, sont appelées *abdominales*.

Le vrai caractère des Hernies consiste dans le relâchement des ligaments qui retiennent en place les intestins et les autres parties de l'abdomen, dans l'allongement du péritoine, et dans l'élargissement des ouvertures naturelles ou accidentelles des parties contenantes.

Le seul but que l'on doive se proposer dans la cure des Hernies, c'est de ramener toutes les parties qui les constituent à leurs points naturels, en rétrécissant celles qui se sont élargies, et en raccourcissant celles qui se sont allongées. Tout le mystère de la vraie cure de ces maladies, qui, jusqu'à la première partie du dernier siècle, avait été cachée ou ignorée, est dévoilé par ce principe incontestable, qu'*il n'y a pas d'effet sans cause*, et qu'en détruisant la cause d'une maladie, on en détruit l'effet, c'est-à-dire qu'on en obtient la guérison. Nous consacrons un paragraphe particulier à la recherche de toutes les causes qui concourent à la formation des hernies.

§ II.

Un mot sur l'histoire générale des Hernies.

Nous ne touchons à ce point que dans le but de contribuer, autant qu'il est en nous, à détruire un préjugé qui est une des principales causes de ces maladies.

Bien des gens qui en sont atteints y attachent une sorte d'humiliation, de fausse honte, qui fait qu'ils cherchent à les cacher, au lieu de recourir aux remèdes qui leur sont propres, ou de se faire soigner par les personnes qui ont embrassé cette profession.

Pour faire voir tout ce qu'une telle opinion a de contraire au bon sens et à la raison, ne devrait-il pas suffire de considérer que ces maladies sont, comme toutes les autres, le résultat de notre organisation, de la fragilité de notre nature, et, vraisemblablement, aussi anciennes que l'espèce humaine ? En effet, il en est parlé dans le plus ancien livre du monde, le Pentateuque, écrit par Moïse treize siècles avant la naissance du père de la Médecine ;

qui en fait mention comme de maladies connues, en établit quelques espèces, assigne la manière de les traiter, et en fait un objet important de la médecine.

Il serait étranger à notre sujet de faire connaître les différentes méthodes qui ont été successivement en usage dans les différents siècles, ainsi que les divers auteurs qui ont écrit sur cette matière. Il ne convient pas toutefois que nous passions sous silence celui auquel nous allons faire de nombreux emprunts, qui a été l'un des plus célèbres de son temps, qui fait encore autorité dans la science, et qui est le plus généralement cité par les auteurs les plus récents de nos jours. Voici un abrégé de sa biographie, extrait de l'ouvrage qui a pour titre : *Biographie universelle ancienne et moderne*, Paris, 1811 :

« Arnaud de Ronsil (Georges), habile chirurgien français, après
« avoir enseigné à l'école de Saint-Côme, à Paris, se retira à Londres, où
« il jouît d'une grande réputation, et où il est mort le 27 février 1774. Ses
« ouvrages, écrits en anglais, ont de la clarté et de la profondeur. Le plus
« remarquable est son *Traité des Hernies ou Descentes*. Il y a une édition
« complète de tous ses ouvrages traduits en français, 2 vol. in-4, Paris.

« Arnaud vivait dans le temps de la splendeur de l'Académie de Chi-
« rurgie, et partagea le mouvement heureux que cette compagnie impri-
« mait à tous ceux qui cultivaient cette science. »

Cet auteur fait observer que les véritables progrès de cet art datent de la première partie de son siècle. Voici ses propres termes :

« Ce qu'il y a de surprenant, c'est que ces maladies, qui ont été de tout
« temps si fréquentes et sous les yeux de tant d'observateurs, n'aient pas
« eu la destinée de tant d'autres, que l'industrie des bons praticiens, et
« souvent même l'empirisme, non-seulement ont traitées avec succès, mais
« dont les méthodes curatives se sont transmises jusqu'à nous. L'on peut
« dire en effet que, jusqu'à nos jours, ni les dogmatiques, ni les empiriques
« n'avaient point encore découvert un *traitement raisonnable*, *propre aux*
« *Hernies*. Soit qu'ils entreprissent de les guérir radicalement, soit qu'ils
« voulussent prévenir leurs accidents, ils n'employaient que des moyens
« *inutiles* et *meurtriers;* et lorsque, enfin, les accidents étaient portés à un
« certain point, ils abandonnaient les malades à leur malheureux sort! »

Mais si l'art de traiter les Hernies emploie aujourd'hui des moyens plus doux, des méthodes plus sûres, il le doit aux progrès qu'a faits à la même époque l'anatomie, qui, ainsi que nous le verrons dans le § 3, est sa véritable base, comme elle est aussi celle de la chirurgie et des autres parties de la médecine. En dernière analyse, l'on peut dire que ces diverses parties, qui ont entre elles des rapports si intimes, ont leurs premiers fondements sur les observations multipliées de l'expérience, au sujet de laquelle nous croyons devoir rapporter un autre passage d'un livre écrit en langue latine par Offman, et traduit en français par Arnaud. Voici ce morceau, qui nous a paru intéresser les progrès dans l'art de guérir en général :

« La véritable expérience, dit Offman, est celle qui naît d'une suite
« d'observations faites avec soin, attention et exactitude, où les histoires des
« maladies et toutes les circonstances qui y ont rapport se trouvent bien dé-
« taillées. Il faut, de plus, qu'elles soient cliniques, c'est-à-dire qu'elles
« soient faites sur les malades, et qu'elles soient appuyées des témoignages
« nécessaires pour que l'on puisse y ajouter foi. Ce sont elles en effet qui sont
« les clefs des verités médicinales ; ce sont elles qui ouvrent le sanctuaire
« de la nature, qui donnent l'entrée de ses abîmes les plus profonds, qui dé-
« couvrent ses mouvements secrets. C'est là qu'il faut chercher les vraies
« causes, les commencements des maladies, leur génération, leur diffé-
« rents caractères, leurs effets, les moyens propres de les prévenir, et les
« forces des choses nuisibles et des salutaires. Enfin, c'est dans les obser-
« vations qu'il faut puiser les principes nécessaires pour asseoir un jugement
« solide sur les évènements des maladies. Elles ont encore l'avantage de ren-
« verser et de détruite les spéculations, les hypothèses qui se contredisent,
« les opinions, les erreurs, les fictions. »

Quel intérêt cet art n'a-t-il pas à mettre ces vérités en pratique? Pour contribuer, selon nos faibles forces, à remplir ces vues, nous ne pouvons que citer les maîtres en la science. M. Le Dran, dans son *Recueil d'obser-vations*, s'exprime ainsi :

« Tout ce qui tend à conserver la vie des hommes ne peut être mis dans un
« trop grand jour, et il est aussi contraire au bien de la Société de cacher ce
« que l'on a appris, et qui peut être utile, que d'enfouir un trésor qui peut
« être perdu pour elle. Gardons-nous donc d'imiter ces hommes avares de
« leur savoir qui, par une basse jalousie, voudraient voir tous les autres
« dans une profonde ignorance, pour mériter seuls la confiance du public,
« et qui craignent qu'on ne s'instruise en les voyant opérer, sans faire atten-
« tion qu'eux-mêmes ont eu besoin de voir et d'être instruits. »

Pour ne pas nous écarter de notre sujet, nous ferons observer qu'il résulte des observations faites par les chirurgiens les plus à même d'avoir des données suffisantes sur ce point, que, si l'on prend les hommes du plus bas âge jusqu'à soixante ans, le nombre de ceux qui sont atteints de ces maladies forme la huitième partie, et la septième, si l'on y comprend ceux qui sont âgés de quatre-vingts ans. Le nombre des femmes qui y sont sujettes est beaucoup moins considérable.

La difficulté contre ces maladies ne vient pas de la disette des remèdes, qui sont dans les bandages, mais de la mauvaise application ou du mauvais choix qu'on en fait.

Effectivement, depuis que des chirurgiens habiles et de grands médecins n'ont pas dédaigné de se charger eux-mêmes de la confection de ces instruments, ne laissant aux ouvriers que la main-d'œuvre et le matériel, nous avons des modèles qui n'ont besoin que d'être perfectionnés conformément aux diverses espèces de Hernies et en proportion avec la figure du corps. Mais il faut si peu de chose, dit Delaunay, pour faire réussir un bandage, et il en faut si peu pour en empêcher l'effet, qu'il n'y a qu'une longue expérience qui puisse faire ce discernement.

§ III.

Précis anatomique des parties abdominales qui concourent à former les Hernies.

Il n'est guère possible d'acquérir une connaissance exacte des Hernies sans connaître les propriétés ou la nature des parties qui les constituent, ainsi que de celles qui les avoisinent et où elles ont leur siége. Or, étudier ainsi les diverses parties du corps humain, c'est le propre d'une science particulière qu'on appelle Anatomie, et à laquelle nous allons par conséquent emprunter quelques-unes de ses observations, relativement aux parties qui forment les Hernies dont nous traitons.

Il est à remarquer que, d'après la division que font les anatomistes du corps humain, l'estomac et les parties génitales sont compris dans la région de l'abdomen.

Pour remplir le titre de ce paragraphe, nous n'avons pas besoin de donner une description physiologique, mais simplement topographique de ces parties, c'est-à-dire qu'il nous suffit d'en déterminer la position respective, avec leurs principales fonctions.

Faisons remarquer d'abord que l'abdomen renferme toutes les parties qui sont comprises entre la poitrine et le bassin, qui sert d'appui aux parties inférieures.

Dans la division artificielle de cette grande cavité, nous suivrons l'exemple d'un auteur dont nous avons oublié le nom, mais qui, écrivant comme nous, pour le vulgaire, a employé les termes les plus simples : il applique, par la pensée, sur la face antérieure, deux rubans verticaux et parallèles, dont les extrémités inférieures aboutissent aux aines, et les deux extrémités supérieures, au niveau du diaphragme, vulgairement appelé le creux de l'estomac ; et deux rubans horizontaux, également parallèles, coupant les premiers à angles droits et prolongés jusqu'à la colonne vertébrale, passant, l'un à trois ou quatre travers de doigt au-dessous du nombril, et l'autre, deux doigts à peu près au-dessus. On a ainsi neuf cavités ou régions, trois médianes et six latérales, dont trois de chaque côté. Les trois médianes sont, en commençant par le haut, l'*épigastre*, la *région ombilicale* et l'*hypogastre ;* les trois latérales de chaque côté portent le nom d'*hypocondres*, de *flancs* et de *fosses iliaques* ou *îles*.

L'*épigastre*, médiane supérieure, contient une portion de l'estomac et du pancréas, le petit lobe du foie, le *duodenum*, une partie du *colon* et de l'épiploon, mots que nous expliquerons plus loin. Cette région a pour limites, d'un côté la poitrine, et de l'autre le ruban horizontal supérieur, et par les côtés les hypocondres.

L'*hypogastre*, région médiane inférieure, est borné par l'*os pubis* d'un côté, et en haut par le ruban horizontal inférieur : il contient la *vessie*, le *rectum*, les *vésicules séminales* chez l'homme ; la matrice avec ses ligaments ronds et postérieurs chez la femme. Ce mot se prend quelquefois dans un sens moins propre et plus étendu, et comprend les *fosses iliaques*. *Epigastre* et *hypogastre* sont deux mots tirés du grec et composés des deux prépositions *epi* et *upo, sur* et *sous*, et de *gaster, ventre*.

La *région ombilicale* est comprise dans le petit carré que forment les quatre rubans, qui se coupent à angles droits, et contient le petit intestin, qui, comme nous le verrons, forme à lui seul les quatre cinquièmes des boyaux.

On donne le nom d'*hypocondres* aux cavités latérales de la région épigastrique, parce qu'elles sont cachées par le contour des côtes, qui les borne et les coupe dans presque toute leur étendue. Ce mot vient également du grec et signifie *être couvert ou caché sous*.

L'*hypocondre* renferme le grand lobe du foie, la vésicule du fiel, et une partie de l'intestin colon. On trouve dans le gauche la rate et la grosse tubérosité de l'estomac, avec une partie de l'épiploon et du *pancréas*.

Les deux cavités latérales inférieures, correspondant à l'*hypogastre*, sont appelées *fosses iliaques* ou *îles*, et région *ischiatique*, du mot *ischion*, hanches, parce qu'elles sont bornées par les os des hanches. Les organes qu'elles renferment sont les suivants :

Les circonvolutions moyennes de l'*iléon*, la fin du *colon*, les vaisseaux spermatiques chez l'homme ; les mêmes parties d'intestins, les ligaments larges, une partie des ligaments ronds, avec les ovaires et les deux trompes de Fallope chez la femme. Ces parties ont pour dépendances les régions *inguinales*.

Les *Flancs* correspondent, pour la partie antérieure, à la région ombilicale qui les sépare. Ces deux parties sont moins sujettes que les autres aux Hernies, parce qu'elles sont moins exposées aux efforts que peuvent faire les viscères intérieurs ; mais on peut dire qu'il n'est aucun point dans toute l'étendue des parois de l'abdomen qui ne puisse devenir le siége d'une hernie.

Il nous reste à parler des *trois parties principales*, qui n'ont pas pu trouver place dans la division ci-dessus, parce qu'elles n'appartiennent à aucune région en particulier, mais qu'elles s'étendent à toutes. Ces trois parties sont le *péritoine*, l'*intestin*, les *muscles* et leurs dépendances.

PÉRITOINE. — La surface interne des parois abdominales est tapissée par une membrane séreuse, très-mince, mais très-forte, très-blanche, translucide, qui se réfléchit sur la plupart des viscères qu'elles contiennent, et forme ainsi des replis, des ligaments d'un ordre particulier, qui les assujétissent dans leur position. Cette membrane s'appelle le péritoine, d'un mot grec : *qui s'étend autour.* C'est un vaste sac qui renferme *immédiatement* toutes les parties contenues dans l'abdomen, et qui s'étend, se dilate extraordinairement dans le besoin, sans se déchirer. Ce sac, sans ouverture dans l'homme, est étroitement percé chez la femme au niveau du pavillon de la trompe de Fallope.

INTESTINS. — Quoiqu'on dise les *intestins*, les *boyaux*, il faut bien tenir pour certain qu'il n'y a qu'un seul conduit, un seul canal, commençant à la bouche et finissant à l'anus. Le petit canal qui conduit les aliments de la bouche à l'estomac, espèce de sac membraneux, semblable par la forme à une cornemuse, et organe principal de la digestion, s'appelle *œsophage*, et a sa sortie de l'estomac par le *pylore*, il prend le nom de boyau ou intestin, lequel remplit une grande partie de la cavité abdominale, y faisant des circonvolutions nombreuses et y étant attaché par des replis particuliers formés par le mésentère, qui s'identifie avec le péritoine, à la partie postérieure. Sa longueur a été évaluée environ à six fois celle du corps de l'homme, prise de la tête aux pieds.

Elle présente deux parties bien différentes par leur forme et leur grosseur : une première appelée *intestin grêle*, et une seconde le *gros intestin*.
L'intestin grêle comprend les quatre cinquièmes de tout le canal intestinal,
et remplit par ses contours la région ombilicale et une partie des voisines.

Au point d'union de cet intestin avec le gros, il existe une valvule, dite de
Bauhin, disposée de manière que les matières peuvent facilement passer du
petit intestin dans le gros, mais ne peuvent que difficilement refluer du gros
dans le petit. Assez fixe dans son commencement, l'intestin grêle est, au
contraire, assez libre et flottant dans le reste de son étendue, et c'est lui
surtout qui forme les Hernies.

Le gros intestin, quatre fois plus court, continue le petit. Attaché plus
fixement aux régions de l'abdomen qu'il occupe, conséquemment moins
flottant, il commence à la région iliaque droite, monte le long du flanc droit
jusqu'au-dessous du foie, traverse en haut le ventre pour gagner le flanc
gauche, redescend jusque dans la région iliaque de ce même côté, et se
plonge enfin dans la concavité intérieure du *sacrum*, où il est terminé par
un orifice extérieur appelé anus. Ainsi, il occupe tout le pourtour de
l'abdomen et enveloppe le petit intestin d'un cercle.

Chacun de ces intestins est subdivisé par les anatomistes en trois parties,
qui sont pour l'intestin grêle :

Le *duodenum*, le *jéjunum* et l'*iléon*; et, pour le gros intestin, le *cæcum*,
le *colon* et le *rectum*.

Le *duodenum* est ainsi nommé parce qu'il a environ douze travers de
doigt de longueur; il commence où finit l'estomac.

Le *jéjunum*, ainsi nommé parce qu'il est presque toujours vide, commence où finit le duodenum. Il est situé sous la région ombilicale, et y
occupe un espace en rond de six pouces de diamètre.

L'*iléon*, ainsi nommé, à cause des nombreux contours qu'il décrit, est
situé en grande partie dans les régions iliaques.

Le *cæcum*, qui vient à la suite de l'iléon, et ainsi nommé parce qu'il
forme une espèce de sac de la longueur de trois ou quatre travers de doigt,
est situé sur l'os de la hanche du côté droit.

Le *colon*, ainsi nommé d'un mot grec, qui veut dire *creux*, parce que la
disposition de ses parois est telle que son intérieur est divisé en cellules
nombreuses, forme à lui seul la plus grande partie du cercle que nous avons
dit être décrit par le gros intestin. Il est attaché, de distance en distance,
à presque toutes les parties par où il passe.

2

Le *rectum* continue le *colon*, et descend presque en ligne perpendiculaire jusqu'au fondement ; c'est pourquoi on l'appelle *rectum*, ou *droit*.

L'usage des petits boyaux est de conduire la matière ou la liqueur qui résulte des aliments digérés dans l'estomac, de la perfectionner et de la séparer.

L'usage des gros boyaux est de contenir les grosses matières, de les conduire vers le fondement, et de leur donner issue dans le temps convenable à la nature.

Le mouvement des boyaux est vermiculaire, c'est-à-dire pareil à celui des vers, et, quoiqu'imperceptible, il oblige les matières qu'ils contiennent à cheminer dans leur long trajet.

Les boyaux sont composés comme l'estomac, dont ils ne sont qu'une continuité, de quatre membranes appliquées les unes sur les autres, ainsi désignées de dedans en dehors : la *membrane muqueuse*, la *nerveuse*, la *musculeuse* et la *séreuse* ou *péritonéale ;* mais cette dernière, à proprement parler, appartient au péritoine, qui y est adhérent.

ÉPIPLOON. — L'*épiploon* est une membrane double, chargée ordinairement de beaucoup de graisse : c'est ce que le vulgaire nomme *coiffe*, ou *toilette* chez les animaux. C'est un prolongement des lames péritonéales (qui renferment de petites bandes graisseuses et recouvrent l'estomac), aussi fines que la toile d'araignée la plus mince, qui recouvrent l'estomac et une partie des intestins. Son étendue n'est pas égale dans tous les sujets. Dans l'état ordinaire, il ne descend guère que jusqu'à deux ou trois travers de doigt au-dessous du nombril. *Épiploon* est composé de deux mots grecs, qui signifient : *Je m'étends au-delà*, parce qu'en effet il est une extension du péritoine.

MÉSENTÈRE. — Le *mésentère* est aussi une double membrane, dans le milieu de laquelle sont posés tous les vaisseaux qui portent le sang aux boyaux pour leur nourriture, ceux qui le reportent et ceux qui portent le chile des boyaux pour être mêlé dans le sang. Son usage est de soutenir tous les vaisseaux, avec les glandes dont il est composé, et de maintenir en place les intestins qui y sont attachés.

PANCRÉAS. — Le *Pancréas* est un organe glanduleux, destiné à la sécrétion d'un liquide incolore, et dont les usages sont relatifs à la digestion. Il est situé à la partie inférieure et profonde de la région épigastrique, couché transversalement au-devant de la colonne vertébrale, au niveau de la douzième vertèbre dorsale ou de la première lombaire, au-dessous de l'estomac et du foie, devant les piliers du diaphragme ; il ne peut éprouver aucun déplacement.

VESSIE. — La *Vessie* est un viscère membraneux et creux, dont l'usage est de contenir les urines.

Elle est composée de trois membranes, et a trois ouvertures : deux par lesquelles l'urine se dépose dans sa cavité ; ce sont les embouchures des *urtères*, qui viennent des reins ; la troisième, plus large que les deux autres, sert de passage pour porter cet excrément dans l'urètre, qui est un canal membraneux presque rond, qui conduit l'urine au dehors.

LIGNE BLANCHE. — La *Ligne blanche* est une espèce de bande aponévrotique, étendue depuis l'estomac jusqu'à la symphyse (union) du pubis. Située entre la peau et le péritoine, elle est d'un tissu cellulaire assez dense, et percée au milieu d'une ouverture ronde qu'on nomme anneau ombilical, et plus large dans sa moitié supérieure que dans l'inférieure.

Les *Flancs* ne désignent guère que les parties tout-à-fait latérales moyennes ; celles qui leur correspondent horizontalement et qui comprennent les cinq dernières vertèbres de l'épine dorsale, s'appellent *lombes*. Cette dernière région constitue ce que le vulgaire nomme *le râble*.

Il est bon de noter, quoique cela ne soit pas nécessaire à notre sujet, que les *reins*, qui sont ordinairement au nombre de deux, sont situés dans la région des lombes, l'un de chaque côté, au niveau des deux premières vertèbres lombaires, derrière le péritoine et au milieu d'un tissu cellulaire graisseux très-abondant. Les *reins*, organes sécréteurs de l'urine, sont d'un rouge brun, d'une forme ovoïde comprimée sur deux faces, présentant sur son bord interne une scissure plus ou moins profonde, qui lui donne une certaine ressemblance avec un haricot. C'est par cette scissure que sortent les veines rénales et l'urétère, ou le conduit qui porte dans la vessie l'urine sécrétée. Ces trois mots : *reins*, *flancs*, *lombes*, sont vulgairement synonymes et employés l'un pour l'autre.

MUSCLES. — Plusieurs anatomistes pensent que l'étymologie de ce mot vient du verbe grec *muein*, *mouvoir*, parce que ce sont les fonctions propres du muscle.

Le muscle est un organe rouge ou rougeâtre, composé de fibres qui sont sensibles, irritables, susceptibles de contraction, de relâchement, et destiné à l'exécution de tous les mouvements du corps.

Il entre dans la composition du muscle une partie charnue, des parties tendineuses et aponévrotiques, des artères, des veines, des nerfs, du tissu cellulaire, une grande quantité de sang, de la lymphe et de la graisse.

Les tendons et les aponévroses, qui sont compris dans la classe des organes fibreux, ne diffèrent guère entre eux que par la forme et quelques usages particuliers : les premiers sont ronds et s'allongent en forme de corde, et les autres sont des espèces de toiles fibreuses, minces, plus ou moins larges. Les uns et les autres sont d'un blanc brillant, tirant un peu sur le bleu, d'un tissu dense, fibreux, destinés à servir à l'insertion des muscles, à transmettre leur action aux parties éloignées qu'ils doivent mouvoir, et auxquelles les aponévroses s'attachent.

Les muscles de l'abdomen sont décrits avec tant de clarté et de concision dans l'auteur déjà cité, que nous croyons devoir le copier littéralement :

« Les muscles, plats et couchés les uns sur les autres, sont au nombre
« de dix, cinq de chaque côté. Le premier se nomme le Grand Oblique ; le
« second, le Petit Oblique, parce que leurs fibres vont obliquement : celles
« du grand oblique du haut en bas, et celles du petit oblique de bas en haut.
« Le troisième est le Transverse, parce que ses fibres traversent l'abdomen.
« Le quatrième se nomme le Muscle Droit, parce que ses fibres sont placées
« en lignes droites depuis le haut jusqu'en bas. Le cinquième se nomme le
« Pyramidal, à cause de sa forme, ses fibres formant une base large et se ter-
« minant en pointe. Par en haut, les cinq muscles de chaque côté sont joints
« et unis ensemble dans le milieu de l'abdomen par la *ligne blanche*.

« Il y a cela de particulier à ces muscles, qu'ils ont cinq ouvertures na-
« turelles, savoir : une au nombril, une à chaque côté de l'os pubien, et une
« à chaque pli des cuisses.

« Outre les ouvertures naturelles, il peut s'en former par accident tout le
« long de la *ligne blanche*, par son écartement ; les fibres charnues et tendi-
« neuses des muscles peuvent encore s'écarter les unes des autres en diffé-
« rents endroits.

« Toutes ces ouvertures, tant naturelles qu'accidentelles, peuvent laisser
« sortir les parties contenues dans l'abdomen, pour former les *Descentes*,
« ainsi que nous l'expliquerons.

« Les ouvertures naturelles se nomment différemment et ont différents
« usages. Celle du nombril est appelée Ombilicale. Les ouvertures qui sont
« à côté du pubis se nomment les Anneaux ; il n'y en a qu'un de chaque
« côté. Ils servent à laisser passer les vaisseaux spermatiques dans l'homme
« et les ligaments ronds de la matrice chez la femme.

« Il se trouve dans le pli de chaque cuisse une ouverture qui est formée
« par une partie du muscle grand oblique, laquelle partie se nomme Liga-
« ment de Poupart. Cette ouverture se nomme Arcade crurale ; elle sert à

« laisser passer les vaisseaux qui portent le sang à la cuisse, à la jambe et
« au pied pour leur nourriture, et à rapporter celui qui n'a pu servir à la
« nourriture de ces parties. »

MATRICE. — C'est un viscère creux destiné à servir d'asile au fœtus
et à lui fournir les fluides nécessaires à sa nutrition. Cet organe important,
où l'homme reçut la vie, a fait dans tous les siècles l'admiration des médecins, sous le rapport de la manière dont il est constitué pour remplir les
fonctions qui lui sont propres.

La matrice est située dans le petit bassin, derrière la vessie, devant le
rectum, au-dessous des circonvolutions de l'iléon, au-dessus du vagin.
Sous le rapport de sa forme, on la compare à une petite calebasse aplatie,
dont la partie large, qu'on appelle son fond, est en haut, et sa partie inférieure, appelée son col, est embrassée obliquement par le vagin, dans
lequel elle forme une saillie percée d'une ouverture, qu'on nomme l'orifice
de la matrice.

Elle est fixée des deux côtés du bassin aux os des hanches par deux replis
du péritoine nommés *ligaments larges.* Deux autres liens concourent à la
maintenir en place : ce sont les *ligaments ronds* qui passent, un de chaque
côté, par l'anneau du grand oblique dont nous avons parlé, et vont se
perdre ensuite dans la partie supérieure de la cuisse. La laxité de ces ligaments, jointe à la disposition du vagin, qui est libre dans sa partie supérieure, fait que la matrice jouit dans le bassin d'une certaine mobilité, et
peut changer de position quand elle y est sollicitée par la dilatation de la
vessie ou une forte impulsion communiquée aux intestins. C'est à ces ligaments qu'il faut faire le plus d'attention pour se former une idée juste des
descentes de matrice.

§ IV.

Division des Hernies.

Quelques auteurs divisent les Hernies par rapport à leur nature, en *vraies*
et en *fausses.* Notre définition rigoureuse des Hernies n'admet pas cette
distinction, mais il n'est pas moins utile au praticien de savoir ce qu'on
entend par fausses Hernies, et de ne pas confondre celles-ci avec les autres.

Les *Hernies vraies,* considérées dans leur nature, sont *simples* ou
composées.

La *Hernie simple* est celle qui n'est produite que par une seule partie, soit l'intestin, soit l'épiploon, soit toute autre.

La *composée* est celle qui renferme plusieurs parties à la fois.

On les subdivise en *complètes* et en *incomplètes*. Dans celles-ci, l'intestin ou l'épiploon ne descend pas plus bas que l'aine, au lieu que, dans les *complètes*, ces parties descendent jusque dans le *scrotum*. D'autres préfèrent appeler *Hernie incomplète* celle où il n'y a qu'une partie du canal de l'intestin qui soit pincée, et *complète* celle où tout le canal est engagé dans l'ouverture. Cette dernière distinction convient à toute espèce de Hernies, au lieu que l'autre est bornée à celles de l'aine. Elles peuvent être toutes les deux *compliquées*, ce qui arrive quand elles sont accompagnées des accidents que nous détaillerons bientôt.

En raison des lieux qu'elles occupent, nous n'en distinguerons que trois espèces principales : les *Exomphales*, les *Inguinales* et les *Crurales*. On nomme *exomphales* celles qui ont leur siége au nombril ; elles se subdivisent en trois espèces, savoir : l'*Epiplomphale*, l'*Entéromphale* et l'*Entéro-épiplomphale*. La première est formée par l'épiploon ; la seconde, par l'*intestin*, et la troisième par tous les deux.

La Hernie de l'aine s'appelle *Inguinale* ou *Bubonocèle*, quand elle est incomplète. Elle se subdivise aussi en trois espèces, comme la précédente, par rapport aux parties qui la constituent : l'*épiplocèle*, l'*entérocèle*, l'*entéro-épiplocèle*.

Les Hernies qui ont leurs siéges dans les plis de la cuisse s'appellent *crurales* ; elles peuvent être formées par les mêmes parties que les deux précédentes.

Pour éviter la confusion et ne pas fatiguer l'attention de ceux à qui nous destinons notre travail, nous nous bornerons à ces trois sortes de hernies, qui sont presque les seules que nous ayons à soigner. Avant de parler de chacune de ces trois espèces de Hernies en particulier, nous devons dire un mot des causes et des signes de ces maladies en général.

§ V.

Causes générales des Hernies.

Le mot *cause*, tant en médecine que partout ailleurs, est assez clair par lui-même pour n'avoir pas besoin d'être défini. Cependant, il y a des auteurs qui s'y sont mépris ; témoin cette définition : « L'on appelle en médecine cause d'une maladie, *une affection contre nature* qui produit la maladie. » Qui ne voit évidemment que c'est confondre la cause avec l'effet? Si quelqu'un reçoit, par exemple, un coup sur l'abdomen, et qu'il en résulte une Hernie, ce coup n'est-il pas la cause efficiente ou déterminante de la Hernie? Est-il pour cela *une affection contre nature ?...* Nous sommes fâché de nous croire obligé de dire que c'est notre auteur de prédilection lui-même qui a commis cette bévue.

Mais notre admiration pour cet auteur ne va pas aussi loin que celle des élèves de Pythagore à l'égard de ce dernier. Toutes les fois qu'on leur demandait la *raison* de quelque chose, ils n'en avaient pas d'autre à donner que celle-ci : *Il l'a dit.* Cet *il*, c'était Pythagore. Pour nous, nous n'admettons que ce qui est généralement admis par tous les bons auteurs : toutes les fois qu'il y a contestation sur un point, nous nous mettons à l'écart, nous contentant de la signaler.

Après cette petite digression, qu'on voudra bien nous passer, nous voici rentré dans notre sujet.

On divise les causes des Hernies en *prédisposantes* et en *efficientes* ou *déterminantes*.

Cette distinction lumineuse, qui repose tout entière sur des faits, a été établie par le père de la médecine, qui la regarde comme une des sources fécondes où le médecin habile puisera les notions les plus positives, soit pour se rendre compte de la formation des maladies, soit pour en prévenir le développement ou en diriger le traitement d'une manière convenable, une fois qu'elles sont développées.

Les causes prédisposantes des Hernies se subdivisent en *primitives* ou *éloignées*, et en *prochaines* ou *conjointes*.

Les causes éloignées sont celles qui viennent du tempérament que les malades apportent en naissant, ou de la disposition qu'ils acquièrent par leur façon de vivre.

Quelques auteurs admettent une distinction importante entre les maladies héréditaires et les maladies *congénitales* ou de naissance. Ils ne donnent le nom d'héréditaires qu'à celles qui sont le résultat du développement d'une certaine disposition organique transmise aux enfants par voie de génération, tandis qu'ils appellent *congénitales* celles qu'on apporte en naissant, soit qu'elles aient été transmises par l'acte de génération, soit qu'elles aient été communiquées à l'embryon par la mère, soit qu'elles se soient développées spontanément pendant la gestation.

Cette distinction étant admise, l'on conçoit qu'il doit être fort difficile de décider s'il y a des Hernies héréditaires dans ce sens. Aussi, les autorités de la science sont-elles partagées. Mais c'est là pour nous une question tout-à-fait oiseuse, que nous devons laisser aux savants, qui, sur ce point, ne sont guère plus avancés que le commun des mortels; car l'un d'eux, M. Petit, s'écrie : « Un voile impénétrable couvre à nos yeux le secret de la géné-« ration. La vie tout entière nous est inconnue : comment pourrait-on en « découvrir la source première? »

Les causes éloignées des Hernies provenant de la façon de vivre, sont toutes les choses qui sont capables de ramollir et de relâcher trop considé-rablement les membranes des parties qui les constituent. Ces choses sont trop nombreuses pour qu'il soit utile de les passer ici en revue.

Les causes conjointes ou prochaines sont une surabondance de sérosité, qui, en abreuvant les parties qui constituent les Hernies, font tomber leurs attaches dans le relâchement et en facilitent la prolongation.

Les causes immédiates, efficientes ou déterminantes, sont toutes les choses qui poussent les parties déjà relâchées à s'échapper par quelqu'une des cinq ouvertures naturelles dont nous avons déjà parlé, ou à se créer une ouverture particulière.

Dans l'âge viril, trois choses principales contribuent à former des Hernies : la constipation, le cri immodéré et le port de fardeaux trop lourds.

Dans les vieillards, où toutes les parties sont dans un affaiblissement na-turel, les toux violentes et réitérées, et souvent les difficultés d'uriner aux-quelles ils sont sujets, déterminent ordinairement ces maladies.

Les *Hernies se font presque toujours par dilatation*. A mesure que les par-ties font effort pour sortir, elle poussent devant elles le *péritoine*, qui leur sert toujours d'enveloppe immédiate ; cette partie du péritoine ainsi allon-gée, se nomme *le Sac herniaire*. L'élargissement que subissent ces parties s'appelle *Dilatation*. Plus la dilatation du nombril, des anneaux ou d'autres parties est grande, plus la Hernie est considérable. Ainsi se forment les Hernies de toutes espèces, c'est-à-dire par la simple dilatation des parties contenantes, et par le relâchement, l'allongement des parties contenues. C'est la raison pour laquelle, ainsi que nous l'avons dit dans un autre endroit, le terme de ruptures n'est nullement propre à ces maladies, puisqu'elles ne se font que par relâchement, et nom par rupture ; ou, si cela arrive quelque-fois, c'est tout au plus une fois sur mille.

§ VI.

Signes diagnostics et pronostics des Hernies.

On appelle signe, en général, tout ce qui contribue à la connaissance d'une chose, et en médecine, tout ce qui peut, à l'aide de l'observation et du raisonnement, nous éclairer sur l'état passé, présent et futur d'une maladie. D'où découlent trois sortes de signes : les commémoratifs, les diagnostics et les pronostics. Cette distinction est encore en vigueur, et mérite de l'être.

Les signes commémoratifs se rapportent à toutes les circonstances anté-rieures à la maladie, et sont très-essentiels à connaître, car ils éclairent souvent les deux autres.

Les signes diagnostics sont ceux qui font connaître l'état présent, le ca-ractère et l'espèce d'une maladie. Les diagnostics composent le tableau de la maladie, et représentent l'état actuel du sujet.

Les signes pronostics sont ceux qui non-seulement font prévoir l'issue heureuse ou funeste d'une maladie, mais encore à l'aide desquels on peut prédire les changements qui surviendront pendant sa durée.

Il ne faut pas confondre les signes avec les symptômes.

Le symptôme tombe de lui-même sous les sens ; ce sont les faits eux-mêmes observés par les sens extérieurs, tandis que les signes sont le produit de la pensée et du raisonnement, dirigés par ces mêmes symptômes, dont on apprécie la valeur d'après des notions certaines ; c'est une conclusion que l'esprit tire des symptômes.

Nous ferons l'application de ces signes à chacune des espèces de Hernies, dont nous ne tarderons pas à parler.

§ VII.

Des Accidents des Hernies en général.

L'on entend par accidents tout ce qui survient de fâcheux dans une maladie.

Les accidents des Hernies se divisent en *chroniques* et en *aigus*. Les *chroniques* sont ceux que l'on peut regarder comme habituels, et auxquels on s'accoutume, parce qu'ils semblent ne blesser que légèrement et momentanément les fonctions animales, tels que les mauvaises digestions, les coliques, etc.

Les accidents *aigus* sont ceux qui deviennent de plus en plus violents et dangereux. L'on en distingue deux sortes : les *adhérences* et l'*étranglement*.

Lorsqu'une partie quelconque est intimement jointe avec une autre, on dit qu'il y a adhérence. Il suffit ici de dire, en faveur des personnes intéressées à se garantir de cet accident, qu'il ne vient que du défaut des mauvais bandages, ou de la négligence que l'on a à n'en point porter du tout. Les parties s'habituant, dans ce cas, à rester hors de leur cavité, essuient toutes les impressions fâcheuses des agents extérieurs, qui y causent des irritations, des inflammations et des excoriations, d'où résulte l'union intime des parties du dedans avec celles du dehors.

Les mauvais bandages, qui compriment sans cesse ces parties sans les contenir, sont les agents les plus capables de causer cet accident.

Mais l'accident le plus à craindre et dont il importe le plus d'être instruit, soit pour apprendre à s'en garantir, soit pour y remédier, c'est l'*étranglement*.

Ce terme est très-significatif, et fait comprendre que l'intestin est exactement serré, étranglé. Ce serrement se fait par la forte compression des parties à travers lesquelles il passe, et qui ne lui permettent ni d'avancer ni de reculer. L'épiploon peut souffrir aussi *étranglement*, mais les suites n'en sont pas aussi fâcheuses que celles de l'étranglement de l'intestin.

Il y a des étranglements d'intestins de diverses espèces ; mais l'espèce la plus commune est l'étranglement fait par l'une des cinq ouvertures naturelles dont nous avons parlé, ou par l'écartement de la *ligne blanche*, ou par celui des muscles du bas-ventre. La connaissance de ces étranglements suffira pour mettre aussi en garde contre toutes les autres espèces.

Tout le but de cet abrégé est de mettre le vulgaire tellement au fait de cet accident, que chacun puisse se mettre en état de s'en garantir, et d'y remédier soi-même ou de soulager les autres. Voyons, pour cela, quelle est la nature de cet accident.

Comme l'étranglement se fait de la même manière dans toutes les circonstances, en expliquant de quelle manière se fait l'étranglement ordinaire, nous ferons comprendre suffisamment de quelle manière se font tous les autres.

Si les parties qui se sont insinuées dans les ouvertures naturelles ou acci-

dentelles, en remplissent tout le vide, et si, par un nouvel effort, quelqu'autre portion de l'intestin ou de l'épiploon est obligée de s'introduire dans
cette même ouverture, ces parties se trouvent nécessairement gênées. Si l'on
n'y remédie pas sur-le-champ, les vaisseaux de ces parties sont comprimés,
le sang n'y peut plus passer avec liberté, ils se gonflent ; par leur gonflement,
ils augmentent le volume des parties ; par conséquent, le point d'engorgement augmente aussi. Quand cet engorgement est dans son état parfait,
c'est ce qu'on appelle *Étranglement*, parce que les parties sont en effet
étranglées.

Mais nous ne saurions mieux faire que de laisser parler notre auteur,
déjà cité, dont l'expérience a plus de poids ; il s'exprime ainsi :

« La nécesssité pressante de remédier à cet accident se tire des effets
« qui y succèdent bientôt. Ces effets, que je nomme accidents consécutifs,
« se déclarent peu à peu et continuent en augmentant ordinairement jus-
« qu'au neuvième jour, quelquefois plus ; mais aussi il arrive quelquefois
« qu'ils ne durent que trente-six ou vingt-quatre heures. Quand ils durent
« si peu de temps, ils sont plus violents, et ils se succèdent plus prompte-
« ment les uns aux autres. J'ai beaucoup d'exemples de malades qui sont
« morts dans les douze ou quinze premières heures ; j'en ai même vu périr
« quelquns-uns en cinq ou six heures.

« Il faut considérer les accidents consécutifs dans leur commencement,
« dans leur progression, dans leur état et dans leur déclinaison.
« Dans le commencement, le malade sent, au premier instant, une dou-
« leur vive à l'endroit où l'intestin est étranglé.

« Dans la progression, cette douleur s'étend petit à petit, mais par inter-
« valles, dans toute l'étendue de l'abdomen. Lorsque la Hernie est dans
« l'aine, dans les bourses ou dans le pli de la cuisse, les douleurs partent
« de ces endroits-là, et elles se terminent autour du nombril ; et dans les Her-
« nies du nombril et de la surface de l'abdomen, les douleurs s'étendent jusqu'à
« l'estomac. A mesure que ces douleurs augmentent, on les nomme *Tran-*
« *chées :* le malade a des envies de vomir, qui se terminent par une salivation
« abondante, épaisse et glaireuse ; les vomissements succèdent aux nausées
« et à cet écoulement de salive. Les premières matières que le malade vomit
« sont les aliments, s'il y en a dans l'estomac ; il vomit, quelque temps après,
« la bile toute pure ; les excréments viennent ensuite ; rien ne passe par le
« fondement, pas même les vents ; ils regorgent des intestins dans l'estomac ;
« le malade les rend par la bouche avec beaucoup de peine ; et semble tou-

« jours près d'en être suffoqué. Alors, le ventre se gonfle et se tend au der-
« nier degré : la fièvre survient.

« Dans l'état de la maladie, les accidents sont plus considérables, et se
« succèdent de plus près les uns aux autres ; le hoquet et les mouvements
« convulsifs surviennent.

« Dans la déclinaison, le pouls devient concentré et intermittent ; le ma-
« lade vomit sans effort ; les vents prennent quelquefois leur route ; le
« ventre s'aplatit, les extrémités se refroidissent, les ailes du nez se retirent,
« les yeux deviennent fixes et étincelants : alors le malade approche de sa
« fin, les parties tombent totalement dans la mortification ; les tranchées,
« les hoquets, les vomissements cessent ; la Hernie devient molle, le ventre
« s'affaisse, et le malade périt dans cet état fâcheux, sans qu'il soit possible
« de lui donner du secours. »

§ VIII.

Hernie ombilicale ou du nombril.

La Hernie ombilicale est une tumeur formée par la sortie de l'intestin, de
l'épiploon, ou de tous les deux ensemble.

Il peut survenir des Hernies à tous les endroits de la circonférence de cette
partie comme au milieu ; elles peuvent être aussi de différentes grandeurs.
Il y en a qui ont un volume tellement considérable, que la plus grande partie
de l'épiploon et presque tous les intestins s'y trouvent renfermés.

Causes. L'une des causes particulières de ces Hernies, c'est la structure
de cette partie et le peu d'épaisseur du péritoine qui l'enveloppe dans toute
sa circonférence. Il arrive même quelquefois, quand il est forcé de s'étendre,
que le péritoine se divise à l'endroit où il a été uni par la ligature du cordon,
ce qui fait qu'il y a quelquefois *rupture* aux Hernies ombilicales.

Signes diagnostics. Pour distinguer si c'est l'épiploon ou l'intestin, ou tous
les deux à la fois, qui constituent cette hernie, il faut examiner si elle offre
une résistance pâteuse au toucher, comme si c'était du *gras-double.* C'est
alors l'épiploon.

Celles qui sont formées par l'intestin sont plus flexibles, ce que l'on
distingue en les maniant, et les vents et les matières liquides que l'intestin
contient produisent alors un certain bruit qu'on appelle *gargouillement.*
— Quand la Hernie se trouve *composée,* les deux signes se rencontrent
ensemble.

Pronostic. Les signes pronostics se déduisent du caractère de la Hernie, de son ancienneté, de son volume et de ses accidents.

Celles qui sont faites par rupture sont incurables ; celles de l'intestin sont plus dangereuses et plus incommodes que celles de l'épiploon ; celles qui sont anciennes et fort grosses causent des coliques continuelles, surtout si elles sont adhérentes, ce qui les rend presque toutes mortelles, quand il y survient étranglement. Cette maladie est fort dangereuse dans les enfants, mais il est facile de la guérir.

Accidents. Ce sont les mêmes que ceux des autres Hernies, tels que nous les avons exposés au § 7.

On prévient les accidents en maintenant les parties dans leur cavité, ce qu'on obtient par le moyen des bandages, qui bouchent exactement le trou par où sortent les parties, et qui les empêchent de sortir quand elles sont réduites. La guérison est dite radicale quand elle n'est accompagnée d'aucun des inconvénients qui s'y opposent, tels que ceux qui viennent de la rupture du péritoine, de l'ancienneté, du volume. Dans les derniers cas, la cure est dite palliative ; elle met le malade en sûreté contre le danger de l'étranglement.

§ IX.

Hernie inguinale ou de l'aine.

De toutes les ouvertures naturelles formées par les muscles de l'abdomen, l'anneau inguinal est le plus disposé à laisser sortir les viscères abdominaux. Aussi, les Hernies inguinales sont-elles incontestablement plus nombreuses que toutes les autres ensemble, et forment environ les neuf-dixièmes des tumeurs herniaires, d'après les calculs des chirurgiens les plus à portée de faire cette vérification. Après l'anneau inguinal vient l'arcade crurale : c'est par cette dernière que les parties sortent le plus souvent chez la femme, moins sujette que l'homme aux Hernies inguinales. Les ombilicales, qui viennent après celles-là, sous le rapport de la fréquence, sont moins rares que les Hernies de la ligne blanche.

Pour nous borner, dans ce paragraphe, aux Hernies inguinales, ce sont celles qui, arrivant dans le pli de l'aine, s'échappent par l'ouverture que l'on nomme l'Anneau du muscle oblique externe. *Simples* ou *composées*, elles peuvent être *doubles*, c'est-à-dire qu'il peut y en avoir une de chaque côté ;

ce qui n'est pas rare, car il est constaté que cela arrive au moins une fois sur six, c'est-à-dire que, sur six Hernies inguinales, il y en a une *double*. Ces Hernies ont pour cause prédisposante la dilatation du péritoine et le relâchement des anneaux des muscles, qui s'élargissent et se prêtent avec facilité aux efforts que font les intestins pour sortir, quand ils sont poussés par les causes déterminantes. Selon la division que nous avons donnée des Hernies, celles-ci sont *complètes* ou *incomplètes*. Si l'anneau ne cède pas avec trop de facilité, et si le péritoine ne s'étend que médiocrement et reste dans le pli de l'aine, la *Hernie* est incomplète ; alors on doit se hâter de la réduire et de la contenir par le moyen du bandage. Autrement, les parties, suivant naturellement la route qu'elles ont commencé à se frayer, et ne trouvant point de résistance, s'allongent insensiblement jusque dans les bourses, ce qui les rend *complètes*.

Diagnostic. Il est aisé de connaître la Hernie inguinale incomplète, par la facilité qu'elle a à sortir et à rentrer, lorsqu'elle n'est point adhérente. Quand elle ne rentre pas, on peut savoir du malade qu'elle rentrait dans le commencement, puisqu'il faut que la Hernie subsiste quelque temps avant qu'elle puisse contracter des adhérences.

Ces mêmes signes servent aussi à faire connaître les *Hernies complètes*, ainsi que les autres signes communs à toutes les espèces de Hernies.

Pronostic. L'on peut porter de ces Hernies le même jugement que de toutes les Hernies en général, c'est-à-dire qu'elles peuvent se compliquer de divers accidents, dont les plus terribles sont les adhérences et l'étranglement, ainsi que nous l'avons exposé dans le § 7.

Les *Hernies* inguinales sont susceptibles, comme celles du nombril et toutes les Hernies abdominales en général, de trois cures, savoir : la *palliative*, la *radicale*, et celle qui consiste à remédier à leurs accidents.

Les deux premières seules font tout l'objet de l'art du bandagiste, qui ne peut s'occuper des dernières que lorsqu'elles ont souffert l'opération chirurgicale devenue indispensable, qui promet souvent si peu d'espoir, et qui est accompagnée de tant d'inconvénients et de douleurs si aiguës qu'il est bien rare que le malade ne leur préfère une mort inévitable. Ainsi, comme les bandages seuls ne peuvent rien contre les adhérences et l'étranglement, nous devons employer tous nos soins pour prévenir ces deux accidents, qui ont des conséquences si funestes ; et toutes les fois que les bandages seront appliqués à temps et convenablement, si d'ailleurs ils remplissent les conditions voulues par les progrès de l'art, on peut être sûr de l'efficacité de ce remède.

§ X.

Hernie crurale.

Le mot *crurale* signifie qui appartient à la *cuisse*, l'étymologie de ces deux termes étant la même. La Hernie qui porte ce nom est formée par l'ouverture du pli de la cuisse, dont les vaisseaux et les muscles se dilatent pour livrer passage aux parties qui sont poussées vers cet endroit. Elle est commune aux femmes qui ont eu des enfants. Arnaud a fait l'observation que sur vingt femmes qui ont eu des Hernies, il y en a dix-neuf à qui elles sont crurales, tandis qu'il est rare que les filles et les hommes soient atteints de cette espèce de Hernie ; à peine sur cent en trouve-t-on un seul à qui elle arrive.

Les causes prédisposantes sont les mêmes que nous avons exposées pour les Hernies inguinales, c'est-à-dire le relâchement des parties contenantes, causé par l'épanchement des sérosités, qui produisent le même effet sur l'arcade crurale que sur les anneaux.

Dans les efforts que la femme fait pour accoucher, ou après l'accouchement, il arrive assez souvent que les parties s'échappent par l'une ou par l'autre des ouvertures crurales, et quelquefois même par les deux ensemble.

Les accidents sont les mêmes que ceux qui arrivent aux autres Hernies.

Les signes diagnostics sont aussi ceux de la Hernie incomplète inguinale.

Signes pronostics. La Hernie crurale est difficile à réduire quand il y a étranglement, et il est très-difficile de la bien contenir.

La cure radicale s'obtient rarement, de sorte que l'on peut dire, en général, que cette Hernie est très-fâcheuse.

§ XI.

Bandages.

Ce sont des liens solides qui, par leur compression toujours égale, bouchent exactement les ouvertures qui donnent passage aux parties et les empêchent de sortir de l'abdomen quand elles y sont rentrées.

Il serait superflu d'exposer ici les diverses espèces de bandages qui ont été adoptés dans les différents temps ; il nous suffit de faire connaître ceux qui sont préférés par les sommités de la science. Généralement, on pense que les *Bandages élastiques simples* réunissent le plus d'avantages, et on rejette les bandages compliqués. Voici comment s'exprime Arnaud :

« Le Bandage d'acier est le seul dans lequel on puisse trouver les qualités
« convenables. Les plus simples sont préférables à tous les autres. C'est en
« diminuer les avantages que de vouloir les multiplier. Quand le Bandage
« est bien tourné et que la pelote est figurée comme il convient, la Hernie
« se trouve parfaitement contenue sans avoir besoin de tant de ressorts : ils
« doivent être dans le génie de l'homme de l'art, et non pas dans le
« Bandage. »

Juville, qui est une autorité non moins respectable, pense que cette sentence mériterait d'être gravée en lettres d'or. Il peut être utile, pour faire choix d'un bon bandage, de savoir sur quels principes en est fondée la construction. Nous les puisons dans le travail de M. Burdin jeune sur cette matière.

Le ressort du bandage herniaire, dit cet auteur, doit être considéré comme un levier du troisième genre, dont la puissance est au milieu, le point d'appui à l'extrémité, qui porte sur les dernières vertèbres lombaires et sur la base du *sacrum*, et la résistance à l'extrémité qui répond à l'anneau inguinal.

Il est nécessaire qu'il soit contourné de manière à s'adapter exactement aux cavités et protubérances que présente l'extérieur du bassin. Il faut aussi que cette disposition soit telle que la partie de l'os *sacrum* sur laquelle s'applique le bandage soit de deux pouces plus élevée que l'anneau inguinal.

Quoiqu'on nomme ces instruments *Bandages d'acier*, il ne s'ensuit pas, ajoute Arnaud, qu'ils doivent être de pur acier. Cette matière, trop sèche par elle-même, n'a pas assez de souplesse pour être maniée et tournée avec la main au besoin; le fer, au contraire, serait trop mou et ne pourrait pas conserver la figure que le bandage doit toujours garder dans les différentes attitudes et les différents mouvements du corps. Il a donc fallu trouver une matière qui tînt de l'une et de l'autre de ces qualités, c'est-à-dire qui ne fût ni trop sèche ni trop molle. Cette matière, en termes d'ouvrier, est une étoffe composée d'un mélange d'acier et de fer doux, corroyés et forgés ensemble, jusqu'au point qu'elle acquière une consistance ferme, élastique et incapable de se fausser.

Cette observation d'Arnaud était très-juste de son temps ; mais telle est l'importance de l'action de la trempe sur l'acier, qu'on a trouvé depuis le moyen de lui donner toute la souplesse et la solidité qu'exige le bandage

Comme il importe aux malades de connaître les diverses parties du bandage, pour qu'ils apprennent à le poser, nous allons en donner la description.

Le bandage est composé de trois parties principales : de son corps et de ses deux extrémités. Son corps est une bande plus ou moins large et plus ou moins épaisse, suivant la force que l'on veut donner au bandage. Il a deux extrémités, l'une antérieure et l'autre postérieure. Son extrémité antérieure s'élargit sous une forme et une grandeur proportionnées à celles de la partie sur laquelle doit se faire le point de compression. L'on nomme cette extrémité la platine. A la surface extérieure de cette platine, il y a un bouton pour arrêter la ceinture de cuir : sa surface intérieure soutient une pelote qui doit appuyer sur l'ouverture de l'abdomen que l'on veut boucher. La partie qui suit immédiatement la platine se nomme le collet. Le reste de la bande se nomme le corps et forme la portion de cercle qui fait la partie principale de la totalité du bandage. Son extrémité postérieure se nomme la queue, à laquelle, comme nous venons de le dire, est fixé par un bouton le cuir qui doit achever le cercle entier du bandage.

Le vulgaire, auquel nous destinons cet abrégé, n'a pas besoin d'apprendre à faire ces sortes d'instruments; mais il lui importe, pour ne pas se laisser abuser dans l'acquisition qu'il en fait, de savoir que les deux principales conditions que doit réunir un bon bandage consistent dans sa stabilité permanente et dans sa compression toujours régulière. Sa stabilité doit venir de sa juste application aux os des hanches. Comme les os sont immobiles, la portion du cercle y reste fixe et ne change jamais de place, lorsqu'elle est tournée exactement suivant la véritable figure de ces os. Sa compression régulière se trouve dans la construction méthodique de la pelote, et dans la force du point d'appui qui doit se passer dans la portion de l'acier qui est opposée au point de compression. La construction de la pelote plus ou moins convexe, plus ou moins aplatie, plus ou moins longue, grande ou moyenne, ou petite, dépend en général de l'embonpoint ou de la maigreur du malade, de l'élévation ou de l'enfoncement de l'os pubis, sur lequel elle doit plus ou moins appuyer, suivant les circonstances; elle dépend enfin d'une infinité d'autres circonstances, qui varient suivant les différentes espèces de Hernies, suivant les parties dont elles sont composées, suivant leur ancienneté, leur grosseur, leur figure, leurs causes, leurs accidents, et eu égard aux parties que l'on doit ménager dans le voisinage de leur point de compression.

Le point d'appui, qui se prend toujours de la partie postérieure de l'acier, doit répondre vis-à-vis la pelote, sous laquelle se passe le point de

*

compression ; c'est pourquoi il est nécessaire que le point d'appui soit ferme et solide. Ainsi, dans les Hernies doubles, il faut deux points d'appui égaux, ou au moins proportionnés à la résistance que l'on veut opposer à chaque Hernie.

Si l'on sait bien se rendre compte de cette double condition du bandage, on s'apercevra aisément, fait observer notre auteur, Arnaud, qu'elle manque en général à tous les bandages que les simples ouvriers, nullement instruits de l'anatomie ni des proportions du corps, entreprennent de fabriquer. Ils s'imaginent qu'il suffit de bien forger l'acier et de satisfaire à sa solidité pour qu'il ne casse point ; ils se persuadent avoir tout fait, tandis qu'ils n'ont fait qu'ébaucher l'ouvrage. Pour le perfectionner, il faut que l'homme de l'art qui l'applique sache lui donner la tournure convenable ; encore, ne peut-il y réussir que lorsqu'il joint à beaucoup d'expérience dans la manutention de ses machines une connaissance parfaite de toutes les différentes espèces de Hernies, lorsqu'il prend lui-même la mesure et les dimensions des hanches, et lorsqu'il fait attention à leurs figures, qui souffrent autant de différences qu'il y a de différents sujets.

Le malade reconnaîtra aisément que le bandage est construit dans les conditions voulues et répond à son attente, s'il s'adapte exactement aux parties qu'il recouvre sans les blesser ; s'il cède lorsque l'abdomen se dilate, pour revenir à sa première position quand il diminue de capacité ; si la pression de la pelote, appliquée contre l'ouverture de la Hernie, est à peu près égale dans toutes les situations, et toujours suffisante pour résister à tous les efforts de la tumeur qu'elle contient.

Malgré les avertissements réitérés des maîtres de l'art contre les bandages sans ceinture d'acier, il n'est pas rare de rencontrer des malades qui en font usage, ce qui est très-fâcheux, à cause des inconvénients graves qui en résultent. D'abord, l'expérience a démontré combien ils sont insuffisants : ils ne peuvent, en effet, se prêter à tous les changements de volume qui s'opèrent dans l'abdomen, par la respiration, par les différents états des viscères avant et après les repas, et par des effets plus ou moins violents. Si on les serre assez pour contenir la Hernie, ils gênent chaque fois que l'abdomen augmente de volume ; ils pressent les téguments de manière à les ronger, les excorier ; ils blessent le cordon spermatique, déterminent les adhérences, etc.

Si, au contraire, ce bandage est lâche, le moindre effort fait échapper la tumeur et expose le malade à des accidents plus ou moins graves. Manquant d'élasticité, il ne saurait exercer une pression uniforme ni remplir aucune des conditions exigées pour produire l'effet d'un bon bandage. — Son usage est si dangereux, dit Arnaud, que les trois quarts des enfants auxquels on l'applique dans le plus bas âge, deviennent incurables par l'épaississement que causent au sac herniaire ses frottements continuels et sa compression irrégulière. C'est pourquoi il faut, dès l'enfance la plus tendre, leur faire porter les bandages d'acier; ils ont l'avantage de les guérir en très-peu de temps et de ne leur causer aucune incommodité.

En conséquence des observations qui précèdent, dont on ne saurait assez apprécier la justesse, nous ne saurions passer sous silence le conseil que donnent aux malades tous les praticiens zélés et compatissants : c'est de faire choix d'un homme de l'art qui mérite leur confiance, et de s'en rapporter à lui pour la pose et l'effet du bandage. Ce serait s'abuser, dit Arnaud, que de croire que ces sortes d'instruments ne soient susceptibles d'aucun dérangement, d'aucune altération qui n'en puisse rendre l'usage beaucoup plus préjudiciable qu'utile. Les gens du métier, ajoute-t-il, sont les seuls qui soient capables de corriger les défauts qu'ils peuvent contracter.

Il serait trop long, et ce serait nous écarter de notre plan que d'exposer ici tous les éclaircissements qui peuvent intéresser la construction parfaite des bandages et leur juste application. Mais nous nous ferons un plaisir de satisfaire de vive voix les personnes qui voudront bien s'adresser directement à nous pour avoir des renseignements sur ce point.

Nous nous contentons ici de faire part au public d'une double correction que nous avons fait subir aux bandages, peu importante en elle-même, mais assez utile, si l'on en juge par les effets.

L'on connaît les inconvénients que présentent les bandages ordinaires pour les enfants à la mamelle, à cause de la malpropreté qui s'y attache, ce qui fait que beaucoup de médecins renvoient la guérison de ces maladies à un âge plus avancé, sans considérer les accidents graves qui peuvent être la suite de ce retard. Pour lever cet inconvénient, nous nous servons d'un ressort imperméable que, par conséquent, l'urine ne saurait altérer, et nous confectionnons le bandage de telle sorte que la garniture s'adapte au ressort d'une manière toute particulière et s'ôte à volonté. Par ce moyen, avec deux ou trois garnitures, que l'on change tous les jours, l'enfant est toujours propre. — Nous donnons aux parents l'instruction nécessaire pour qu'ils puissent confectionner eux-mêmes ces garnitures; ce qui est très-facile.

Quant au bandage pour les adultes, l'extrémité du ressort qui sert de point d'appui laissait à désirer, à cause de son épaisseur, qui était gênante et incommode ; nous avons fait disparaître cette incommodité, en la rendant plus mince, sans toutefois diminuer sa force de pression, parce que nous la faisons porter sur une plus grande étendue de la tige élastique.

En résumé, la conclusion pratique que nous devons tirer de ce qui précède, c'est qu'il n'y a guère que le praticien qui fait l'application du bandage qui puisse en connaître tous les vices, tous les défauts ; et personne ne saurait être plus apte à y apporter le remède convenable, s'il sait lui-même manipuler l'acier et lui faire acquérir par la trempe et la manutention toutes les propriétés dont il est susceptible.

Le corollaire qui dérive de cette conséquence, c'est qu'il paraît difficile qu'on puisse rencontrer dans les magasins des bandages qui remplissent toutes les conditions que nous venons d'exposer dans cet article, répondant exactement au but que l'on doit se proposer et à l'effet qu'on doit en attendre.

Ce n'est pas que nous n'ayons nous-même un assez bon assortiment de bandages ; mais c'est pour les voyageurs ou pour les personnes qui se trouvent être dans un cas urgent. Pour en garantir le succès en toute sécurité, nous engageons nos clients à nous les commander sur mesure.

Il existe un abus qui peut paraître singulier, mais qui n'en est pas moins généralement répandu, et que nous devons signaler : Bien des gens s'imaginent que les bandages d'acier dits *élastiques,* doivent s'allonger comme les ressorts de bretelles ou les bandes en caoutchouc ; ils ignorent que ceux qui sont construits de cette dernière manière ont été reconnus entièrement nuls, ne pouvant produire aucun des effets qu'on doit avoir en vue dans le bandage. Ce qui a pu leur faire illusion, c'est sans doute le mot *élastique;* mais l'élasticité ne dépend pas ici de la longueur de la tige métallique, mais uniquement de la courbure ou espèce de cercle que forment les deux extrémités réunies. C'est par sa courbure que ce ressort ou cette tige exerce une pression, qui ne cède qu'à une certaine force. C'est en cela que consiste son élasticité ; et tout le secret de sa perfection est dans la manière de le façonner, de le contourner avec la main, de telle sorte qu'il s'adapte exactement à la forme du corps, portant également sur tous les points, sans laisser de vide, et exerçant une pression uniforme. Or, comme nous l'avons déjà dit, il n'y a que la main d'un praticien exercé par une assez longue expérience qui puisse obtenir ce dernier résultat.

Pour prévenir les abus qui peuvent se glisser dans le commerce de cette partie, ne serait-il pas à souhaiter que le gouvernement nommât une commission ou qu'il se formât quelque société philantropique pour surveiller la construction d'un instrument qui intéresse l'humanité d'une manière si générale? Rien, d'ailleurs, ne saurait contribuer davantage à son perfectionnement. Il y aurait encore lieu de prendre des mesures pour le rendre le plus commun possible et le faire livrer à bas prix à la classe pauvre, dût-on, pour cela, faire un emprunt à la charité publique.

§ XII.

Taxis.

On désigne par ce mot, dérivé du grec, *Tasso*, *j'arrange*, une opération qui consiste à comprimer méthodiquement, avec la main, une tumeur herniaire, pour faire rentrer l'organe ou le viscère qui la forme dans la cavité dont il est sorti.

Divers obstacles peuvent s'opposer au succès du *Taxis*, c'est : 1° le grand volume des viscères expulsés de l'abdomen ; 2° l'étroitesse de l'ouverture qui leur a livré passage ; 3° l'existence des bandes membraneuses au travers du sac ; 4° les adhérences ; 5° les étranglements.

L'on sait que toute Hernie étranglée, qui ne peut être réduite, menace les jours du malade. Pour éviter de recourir à l'opération extrême de l'instrument tranchant, qui est si dangereuse et souvent mortelle, on a essayé une foule de moyens empruntés à la thérapeutique, à l'empirisme, ou fournis par l'expérience et le hasard. Quoiqu'ils soient étrangers à notre sujet, nous croyons qu'il n'est pas inutile, et que nos lecteurs ne nous sauront pas mauvais gré d'en citer ici quelques-uns. Mais auparavant, pour être méthodique et éviter la confusion, nous devons faire l'observation suivante : Quand on obtient la réduction de la Hernie sans le secours de la main ou de l'instrument tranchant, elle est dite *spontanée ;* quand c'est au moyen de la main, elle s'appelle *méthodique*, ou opérée par le taxis. Avant de parler de ce dernier, voici les principaux moyens qui ont été employés pour obtenir la *réduction spontanée*.

Plusieurs chirurgiens ont obtenu cette dernière réduction, lorsqu'il s'agissait de Hernies épiploïques volumineuses, en soumettant le malade à une diète rigoureuse, et en lui faisant garder le lit pendant un grand nombre de jours. Le but de cette méthode est l'amaigrissement de l'épiploon déplacé et la dilatation de l'ouverture aponévrotique qui lui a livré passage. Fabrice atteste la guérison d'une Hernie de vingt ans, chez un homme qui eut la constance de garder le lit pendant six mois sans interruption.

Arnaud associait les purgatifs et la saignée à la diète et au repos dans la situation la plus favorable à la réduction de la Hernie ; d'autres chirurgiens conseillent aussi les évacuants.

Cette méthode n'est applicable qu'aux Hernies épiploïques.

Affusions d'eau froide sur la Hernie. L'affusion du froid sur des parties aussi éminemment contractiles que les viscères abdominaux, surtout les intestins, ont déterminé souvent leur réduction spontanée. L'eau à la glace, la glace pilée, ont réussi à bien des chirurgiens, et plusieurs auteurs recommandent les applications froides sur les Hernies comme moyen de réduction.

Le succès des affusions froides est prouvé par cette observation de J.-L. Petit : Un jeune enfant portait une Hernie qu'il faisait rentrer facilement ; mais elle s'étrangla à la suite d'une longue marche, et tous les efforts tentés pour la réduire furent inutiles. On avait décidé l'opération, et on allait la pratiquer, lorsque l'aïeule du petit enfant s'y opposa ; elle fit coucher l'enfant tout nu sur les carreaux recouverts d'une couverture, lui fit écarter les cuisses, et lui jeta brusquement sur la partie inférieure de l'abdomen et la partie supérieure des cuisses un seau d'eau tiré du puits : la Hernie rentra sur-le-champ.

L'impression d'un air froid sur la peau a produit quelquefois le même effet : Un vieillard de soixante-dix ans, réduit à un état désespéré par une Hernie étranglée, condamné par les chirurgiens à une mort inévitable et prochaine, sortit de son lit au milieu de la nuit, dans l'hiver, et passa plusieurs heures dans son jardin, en chemise et les pieds nus dans la neige ; le froid extraordinaire qu'il éprouva réduisit la Hernie. Ce fait curieux est consigné dans le *Traité des Hernies* de M. Richter.

On a conseillé d'appliquer sur la Hernie diverses substances astringentes, des compresses trempées dans le vinaigre, un mélange de vinaigre et de plâtre. Le fameux spécifique du prieur de Cabrières, en Provence, dont le Gouvernement acheta le secret, était un emplâtre astringent. M. Sabatier observe avec raison que ces moyens réussissent sans doute quelquefois, puisque leur auteur avait acquis une si grande célébrité, mais que le discrédit dans lequel ils sont tombés montre combien leur succès est peu constant. Il en est vraisemblablement de même, dit-il, des prétendus spécifiques avec lesquels on se flatte de guérir toutes Hernies d'une manière radicale ; ils réussissent sur quelques personnes, auxquelles il suffirait de faire porter un bandage, et ils attirent à leurs auteurs une réputation qu'ils sont loin de mériter.

En général, les praticiens s'accordent à recommander l'application topique du froid sur la Hernie, et, effectivement, elle compte plus de faits en sa faveur que les applications astringentes, les bains froids, etc. Il est inutile, sans doute, de prévenir qu'il faut continuer pendant plusieurs heures l'application de la glace pilée sur la Hernie, et renouveler le réfrigérant aussitôt que la température s'élève. Mais il faut user de beaucoup de prudence lorsqu'on fait usage de ce remède : car on a vu la partie gelée par une application de glace trop longtemps continuée.

Mais le moyen qui est indiqué aujourd'hui comme le plus efficace de tous, appartient à M. Desault, qui emploie les bains tièdes et les cataplasmes émollients sur la tumeur, pour vaincre l'étranglement qui s'oppose à la réduction des Hernies. Il paraît que ce moyen est généralement observé à l'Hôtel-Dieu de Paris, et qu'aucun autre n'est fondé sur autant d'expériences.

Il n'est pas sans intérêt, du moins pour le praticien, de connaître comment est déterminée la réduction spontanée d'une Hernie. C'est par l'effet d'une propriété commune à toutes les parties qui concourent à la former, et qu'on appelle *Contractilité*, expression nouvelle, mais consacrée par l'usage, pour exprimer que les parties solides des corps organisés, excepté les nerfs, ont la faculté de se contracter, de se raccourcir, de se dilater, d'agir, d'exécuter la locomotion, la progression, et enfin tous les mouvements quelconques, soit volontaires, soit involontaires.

M. Jules Cloquet, qui a étudié avec une attention particulière les phénomènes de la réduction spontanée, indique divers modes par lesquels cette réduction peut avoir lieu. Nous ne rapporterons que le premier et le principal : la *Contractilité du péritoine*, qu'il explique ainsi :

La membrane séreuse qui recouvre les viscères abdominaux, et qui marche au-devant de ceux qui franchissent l'une des ouvertures naturelles dont les parois de l'abdomen sont percées, possède ; comme tous les tissus qui lui sont analogues, une contractilité lente et insensible, dont l'action graduée suffit quelquefois pour réduire le sac herniaire. La partie du péritoine qui touche à l'anneau exerce une traction plus ou moins égale, douce, mais continuelle sur le collet du sac, qui, distendu par degrés, se déplace, s'efface et s'applique aux parois abdominales, aux environs de l'ouverture aponévrotique. Ainsi, le sac, dans cette réduction spontanée, suit la même marche, mais en sens rétrograde, que celle qui a vu sa formation, son col cesse d'exister d'abord ; son fond, la partie de sa surface qui avait paru la première, est la dernière qui s'efface; elle le fait avec difficulté et rarement d'une manière complète. Ce mode, impossible quand la Hernie est ancienne, est assez commun quand elle est récente.

Ce que nous venons d'exposer est un résumé succinct de divers extraits que nous avons faits des traités les plus récents et les plus généralement estimés sur cette matière. L'on doit en tirer cette conséquence pratique, qu'il est très-difficile de trouver un moyen efficace pour la *réduction spontanée* d'une Hernie accompagnée d'étranglement; cette considération seule, indépendamment de toute autre, suffit pour démontrer l'importance de l'opération opportune par le taxis, que nons avons défini au commencement de cet article, et dont nous allons nous occuper.

Le but du *taxis* est la réduction de la Hernie. Il faut, pour y parvenir, faire suivre aux viscères une route inverse de celle qu'ils ont parcourue en s'échappant de l'abdomen : une force appliquée sur la tumeur agit de l'extérieur à l'intérieur, et communique aux parties qui sont renfermées dans le sac herniaire une impulsion vive et soutenue.

Les règles générales relatives au taxis sont applicables à toutes les espèces de Hernies : toujours il faut mettre l'ouverture qui a livré passage aux viscères dans le plus grand état de relâchement possible, dans la position qui l'élargit le plus; toujours il faut prévenir l'effet de la contraction des muscles abdominaux, mettre les organes hors d'état de nuire aux manœuvres auxquelles on va procéder. L'on obtient ces avantages en faisant prendre au corps, mais surtout à l'abdomen, une situation convenable. Le malade, pendant l'exécution du taxis, doit s'abstenir de tout mouvement, ne point retenir son haleine, ne point tousser, crier; il faut, comme on dit vulgairement, qu'il se laisse aller, qu'il soit absolument passif dans tous les changements de position qu'il peut avoir à subir. Autrement, les muscles abdominaux se contractent; dans cet état, ils rétrécissent l'ouverture herniaire et apportent un grand obstacle au succès du taxis. Il est bon de faire vider la vessie et le rectum, afin de laisser à la cavité abdominale toute sa capacité. — La position horizontale du corps paraît la plus favorable de toutes au succès du taxis, c'est-à-dire qu'il convient que le malade soit couché sur le dos et qu'on donne au tronc une bonne situation.

Il est deux préceptes qui réclament toute l'attention de l'opérant : il doit n'exercer sur la tumeur qu'une pression modérée, douce, qui ne cause aucune douleur, et, ce qui n'est pas moins important, cesser toute tentavive lorsque la Hernie devient douloureuse. L'oubli du premier précepte a donné la mort à un nombre prodigieux de malades, et fait encore beaucoup de victimes. Plusieurs chirurgiens ignorants, dit J.-L. Petit, n'ont d'autre méthode que de broyer, de pétrir la hernie; leurs mains meurtrières compriment violemment l'intestin et l'épiploon et ne les font point rentrer dans l'abdomen : une inflammation violente, la suppuration de l'épiploon, la gangrène, des crevasses dans l'intestin, telles sont souvent les suites du taxis mal exécuté. Combien de fois, dit le même auteur, a-t-on vu périr des malades le même jour que la réduction leur avait été faite ?

Nous pouvons citer un auteur encore plus récent sur ce même sujet :

Peu de chirurgiens, dit Montfalcon, ont fait une étude particulière du taxis; peu d'entre eux apprécient convenablement les difficultés dont il s'accompagne et les conditions qu'il exige pour être exécuté avec méthode.

Il en est de cette opération comme de la *phleibotomie*, c'est-à-dire de la *saignée* : l'une et l'autre paraissent d'une pratique facile, et cependant l'une et l'autre, mais surtout le taxis, exigent des gens de l'art une instruction profonde et une grande habileté. En effet, il ne suffit point, pour réduire une Hernie, de comprimer la tumer en tous sens, il faut encore savoir quel est le mécanisme de sa réduction spontanée ; apprécier les avantages et les inconvénients des moyens divers qui ont été proposés pour ramener les viscères dans l'abdomen sans le secours de la main ; distinguer les cas dans lesquels le taxis doit être employé de ceux où il serait dangereux ; prévoir quelles facilités donne pour la réduction des parties déplacées telle ou telle position du corps ; n'ignorer aucune des règles générales qui doivent présider à l'exécution méthodique de l'opération ; posséder parfaitement la connaissance, si difficile à acquérir, de la structure, de la disposition des ouvertures qui ont laissé passer l'intestin, l'épiploon, les organes qui ont abandonné la cavité abdominale, et avoir des notions exactes des phénomènes dont la Hernie s'accompagne dans toutes les circonstances connues. Tels sont les principaux devoirs de celui qui se consacre à la pratique du taxis.

On trouve, dit Montfalcon, peu de détails sur l'exécution de cette opération dans les Traités antérieurs au XIXᵉ siècle ; on la faisait empiriquement, sans se rendre compte des manœuvres dont on faisait usage.

M. J. Cloquet, dit encore Montfalcon, a fait connaître, avec une exactitude inconnue avant lui, les phénomènes de la réduction des Hernies, par l'opération du taxis. Nous allons rapporter quelques-unes de ses observations, qui ne font, du reste, que résumer ce que nous avons déjà vu, du moins en partie :

1° Le sac herniaire représente un cône dont la base regarde l'abdomen ; l'orifice du sac et l'ouverture aponévrotique qui lui correspond sont très-larges, et, pourvu qu'il n'y ait point d'adhérence, la réduction est facile. On l'obtient par une légère pression, par une situation horizontale sur le dos ; mais la Hernie se reproduit non moins aisément, si l'on n'a soin de la maintenir par un bon bandage ;

2° Le taxis présente plus de difficulté lorsque l'ouverture aponévrotique est étroite ; les viscères échappés de l'abdomen ne peuvent rentrer dans cette cavité que successivement, en glissant les uns sur les autres et sur les parois du sac ;

3° Lorsque le sac est allongé, uniforme, la réduction se fait plus facilement que lorsqu'il est globuleux, à égalité de volume et d'étendue de son ouverture ;

4° La réduction de la Hernie ne s'obtient guère que par secousses et plus ou moins difficilement lorsque les viscères qui ont quitté la cavité abdominale, ont un volume différent dans les divers points de leur étendue.

Telles sont les principales observations de M. J. Cloquet sur ce point. Nous ne saurions mieux terminer cet article important qu'en rappelant le double précepte que nous avons déjà exposé :

Lorsque l'étranglement n'est point inflammatoire, et qu'il n'y a pas de douleur dans la Hernie et dans l'abdomen, on peut, sans inconvénient, essayer de la réduire par une pression douce et méthodique ; mais il faut renoncer à ce moyen aussitôt que la douleur devient vive, ou lorsqu'il a été employé inutilement pendant un certain temps, qui ne doit pas excéder une heure :

il faut songer alors à lever l'étranglement par les moyens relâchants, et ne renouveler le taxis que lorsque la hernie sera ramenée à son état ordinaire.

Que pourrions-nous ajouter à cet Opuscule ou plutôt à ce Recueil? Il pourra paraître court si l'on n'en considère que l'étendue, mais on en jugera autrement si l'on veut bien se rendre compte de tout ce qu'il contient, et surtout si l'on peut se persuader que c'est un résumé substantiel de ce qui fait la matière de plus de vingt volumes, ouvrages des premiers maîtres de l'art, dans lesquels se trouvent consignés tous les progrès de la science jusqu'en l'an 1865.

Appartenant à une famille de praticiens herniaires, voué par goût et par état, dès notre jeune âge, à la guérison de ces maladies, peut-être eussions-nous pu, sans trop blesser les convenances, faire valoir notre propre expérience, et y joindre celle de Biondetti père, qui nous a légué un manuscrit assez volumineux, et qui avait fait son apprentissage sous les ordres d'une célébrité italienne, le professeur Scarpa ; mais en quoi cela nous eût-il servi? Nos propres observations auraient-elles eu assez de poids pour combattre l'empirisme qui va parcourant les campagnes, annonçant des spécifiques pour guérir *radicalement* toute espèce de hernies sans avoir recours à aucun bandage à ressort, rien qu'avec des ceintures en caoutchouc ! Au lieu que, en ne relevant que les expériences et les recommandations des hommes qui font autorité, et dont les noms sont en possession de la confiance publique, s'il se rencontre encore des malades qui se laissent abuser par ces *thaumaturges herniaires*, ou qui négligent le mal dont ils sont atteints, nous ne voyons pas quelle excuse ils pourront apporter pour couvrir leur crédulité ou leur négligence.

Pour terminer ce Recueil comme nous l'avons commencé, et pour le résumer tout entier en deux mots, nous répèterons ce précepte important de la médecine : *principiis obsta,* « opposez-vous au mal dans son principe, » ce qui est alors très-facile, car ces maladies s'annoncent d'une manière assez bénigne : ce n'est d'abord qu'une légère tumeur qui apparaît le plus souvent au-dessus des aines, et qui se fait à peine sentir. Il suffit d'y appliquer sur-le-champ un bandage pour en empêcher les progrès et la faire disparaître ; mais si l'on néglige ce remède facile, elle peut faire en très-peu de temps de tels progrès et donner lieu à de tels accidents, qu'ils font dire aux maîtres les plus habiles que le seul moyen d'en opérer la guérison, c'est de les prévenir.

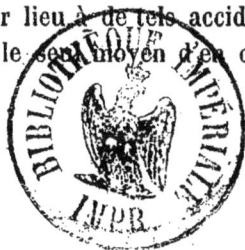

ROUEN. — TYPOGRAPHIE DE F. ET A. LECOINTE FRÈRES, RUE SAINT-NICOLAS, 30.